. . . .

Kochen

Resteverwertung Seite 27

Hier einige Vorschläge:

1. Semmelbrösel, Arme Ritter, Semmelknödel, in der Pfanne braten mit Ei, auftoasten
2. Butterbrot, Spaghetti mit Tomatensoße, Erbswurst, Nudelsuppe, Ravioli in der Dose, Grießbrei, Knabbersachen, Müsli, Obst, Kartoffeln mit Butter und Salz, eine Dauerwurst, eingekochte Bohnen für Bohnensalat, Reis mit Thunfischsoße
3. Nudeln mit Speck in der Pfanne gebraten, Nudelauflauf, Nudelsalat, Gemüsesuppe mit Nudeln
4. Grießbrei, Grießklößchen, gebratene Grießschnitten, Spiegelei, Rührei, Grießsuppe mit Eierstich, Brühe mit Ei

Quiz Seite 28

1c) ein Küchengerät zum Passieren
2b) bei 100° C
3a) mit heißem Wasser kurz überbrühen
4b) Füllung für Fleisch- und Fischgerichte
5a) Der erste Dampfdrucktopf wurde 1679 von Denis Papin erfunden. Seit 1927 gibt es den modernen Dampfkochtopf, der erste war der »Sicomatic«.
6c) weil Fett ein Geschmacksträger ist
7c) aus Kartoffelteig,
8b) Fleischstück vom Rind oder Kalb bzw. österreichisches Gericht,

9a) Markenname der ersten Glaskeramikkochfelder (seit 1973),

10b) doppelwandiger Topf zum Erhitzen im Wasserbad,

11c) Broteinheit, nicht mehr gebräuchliche Berechnungseinheit für Kohlenhydrate in Speisen. Sie wurde in der Diabetes-Mellitus-Diätberechnung eingesetzt.

12a) Eines der ältesten industriell hergestellten Fertigprodukte. Teilstücke werden mit Wasser angerührt und erhitzt, sodass eine sämige Erbsensuppe entsteht.

13c) Auflaufgericht, bekannt aus der griechischen Küche,

14b) benennt, wie lang Speisen auf jeden Fall konsumiert werden können

Sprichwörter und Redensarten Seite 30

1. Der Hunger ist der beste Koch.
2. Viele Köche verderben den Brei.
3. Liebe geht durch den Magen.
4. Eigener Herd ist Goldes wert.
5. Alles hat ein Ende, nur die Wurst hat zwei.
6. Mit Speck fängt man Mäuse.
7. jemandem die Butter vom Brot holen
8. um den heißen Brei herumreden
9. den Braten riechen
10. jemandem Honig um den Bart schmieren
11. Es wird nichts so heiß gegessen, wie es gekocht wird.
12. Trockenes Brot macht Wangen rot.
13. Die anderen kochen auch nur mit Wasser.
14. Er findet immer das Haar in der Suppe.
15. Da bleibt einem der Bissen im Halse stecken.
16. Der Appetit kommt beim Essen.
17. Voller Bauch studiert nicht gern.
18. Nach dem Essen sollst du ruh'n.

Pröllochs: Mehr Gedächtnistraining
Lösungsheft

19. jemandem die Haare vom Kopf fressen.
20. am Hungertuch nagen
21. wie die Made im Speck leben
22. Der hat sein Fett abbekommen.
23. Ich hab dich zum Fressen gern!
24. die Suppe auslöffeln, die man sich eingebrockt hat

Buchstabensuppe Seite 32

Lösungswortbeispiele
Apfelmus – Aufschnitt – Brot – Butter – Chinakohl – Curryreis – Dillsoße – Dosenfleisch – Erbsensuppe – Eierkuchen – Fischfilet – Fleisch – Gemüse – Gelee – Hasenbraten – Hefeklöße – Ingwer – Innereien – Joghurt – Jägerschnitzel – Kalbsrücken – Käse – Leberwurst – Linsensuppe – Mehl – Milch – Nachtisch – Nudeln – Obstkuchen – Omelett – Pfannkuchen – Pilzragout – Quark – Quittenspeck – Roggenbrot – Remouladensoße – Sauerkraut – Salat – Tofu – Tomatenketchup – Vanillesoße – Vorspeise – Wurst – Wildbret – Zucchinigemüse – Zwiebelkuchen

Wörter verbinden Seite 33

1 Kaffee-Mühle; 2 Koch-Löffel; 3 Wasser-Kessel; 4 Dosen-Öffner; 5 Küchen-Maschine; 6 Rühr-Gerät; 7 Stab-Mixer; 8 Schaum-Löffel; 9 Salat-Schleuder; 10 Spargel-Schäler; 11 Brot-Messer; 12 Schöpf-Kelle; 13 Spatzen-Hobel; 14 Eier-Kocher

Alle neune! Seite 34

alt, Ast, Falko, fast, kalt, Kost, Kopf, Last, Palast, Plakat, Polka, Post, Salat, Sofa, soft, Toska

Das Wort mit allen neun Buchstaben lautet KOPFSALAT.

Zusammengesetzte Worte Seite 34

Koch -club, -feld, -fisch, -gelegenheit, -geschirr, -kurs, -lehre, -löffel, -messer, -mütze, -nische, -platte, -rezept, -salz, -salzlösung, -schinken, -schule, -sendung, -studio, -topf, -untensilien, -wäsche, -wurst, -zeit

Küchen -abteilung, -bauer, -block, -chef, -einrichtung, -fee, -geräte, -helfer, -herd, -junge, -kräuter; -leitung, -magd, -maschine, -messer, -möbel, -radio, -regal, -rolle, -schelle, -schrank, -schürze, -team, -tisch, -tuch, -tür, -uhr, -vorhang, -waage, -zeile

Wortschatzübung Seite 34

appetitanregend, auserlesen, ausgezeichnet, delikat, deliziös, exquisit, exzellent, fein, geschmackvoll, hervorragend, köstlich, lecker, mundend, pikant, raffiniert, schmackhaft, superb, vortrefflich, wohlschmeckend

Garzeiten errechnen Seite 35

-8		+15
27	35	50
52	60	75
67	75	90
40	48	63
15	23	38
22	30	45
37	45	60
7	15	30
45	53	68
66	74	89
78	86	101
82	90	105
95	103	118
117	125	140

Gewürze in Buchstabenreihen Seite 36

1. dhugnoerpedklgpomv**petersilie**jungeminotgluhlihastungkslidill**ill**ienad
2. krutidnsikoetradsifungitsindhischniti**schnittlauch**umangeigldischinit
3. mandd**majoran**kdingkinmgangdgnikgntilncihenkonndmtiiamajdelirn
4. jdgnbasiklanylindibadisxnablijnienibs**basilikum**dndingiie**thymian**xy
5. orgnimajndonjdoeriakgalona**oregano**gneinealrerindmaltiorelapriman
6. imraoesand**rosmarin**nieorersogameinridrasidnidomanadglngihrneine
7. supflenflentgiakdivna**rosenpaprika**ndindmgingdinea**pepperoni**snaig
8. jdung**curry**nungtundggnidlcntusrrynmtidyndinfi**curcuma**ndiyndfifuc
9. djunfkruszemkümalsifkümallemsnd**kreuzkümmel**ndung**kümmel**dnd
10. ndhedikdnaleldkendnhdi**nelken**ndingihgnkeldln**salz**gkeinrndirnelel
11. sndinsasdndien**anis**dindmgvnaidndiavalndlnignaslnidsna**vanille**ndn
12. ininmtnsigzendzeninmmitzndiem**zimt**mdininn**minze**ndjdnizmdnidizi
13. pdtkdingpifeafndinigkagfpefpfn**pfeffer**nsindigkpifindwasernrpftern
14. lndnblobcknsindidovlaloblrochkbldhandih**bockshornklee**ndungkisd

Fragen zur Speisekarte Seite 37/38

1. drei: Wiener Schnitzel, Hirschragout, Hacksteak
2. Wiener Schnitzel, Großer gemischter Salat, Salat Nizza
3. zwei: Bunte Gemüseplatte und Kartoffelpuffer
4. Thunfisch und Oliven
5. Zu den Kartoffelpuffern gibt es Apfelmus.
6. zum gegrillten Lachs
7. Wiener Schnitzel mit Pommes frites und Salat

Buchstabenquadrat Kochen Seite 39

```
A  S  T  A  L  A  S  N  E  T  A  M  O  T  E  T
K  W  E  T  R  F  G  H  U  J  B  J  K  L  N  R
N  Ü  V  T  U  J  K  U  I  K  L  A  S  D  O  G
Ö  D  R  Ä  U  C  H  E  R  L  A  C  H  S  B  U
D  U  O  B  W  A  G  B  U  K  U  R  G  S  S  M
E  K  U  U  I  E  Z  L  I  P  K  I  U  I  T  L
L  N  L  F  R  S  E  R  Z  U  R  K  M  E  Q  O
A  M  A  G  T  T  S  A  T  P  A  O  K  R  U  F
S  E  D  B  N  E  R  U  R  Z  U  P  L  H  A  G
F  R  E  E  S  H  U  F  P  H  T  D  Ö  C  R  I
B  V  N  Ü  F  I  T  L  H  P  E  G  D  L  K  H
I  O  M  R  G  J  G  A  O  N  E  B  R  I  X  E
L  E  E  U  T  S  R  U  W  M  L  N  E  M  N  T
G  R  G  P  D  Z  U  F  G  B  Ö  M  S  A  F  G
E  T  I  H  A  C  K  B  R  A  T  E  N  Z  D  E
N  L  E  F  F  O  T  R  A  K  T  A  R  B  E  T
```

Qualitätsmerkmale Essen Seite 40

1. frisch — Obst, Gemüse, Fisch, Fleisch, Wurst, Milch
2. knackig — Äpfel, Paprika, Salat
3. luftgetrocknet — Schinken
4. sämig — Soße, Suppe
5. gereift — Käse, Wein, Cognac
6. kaltgepresst — Olivenöl
7. röstfrisch — Kaffee
8. leicht — Wein, leichte fettarme Speisen, Reis
9. zuckersüß — Erdbeeren
10. aromatisch — Obst, Tomaten, Kaffee, Tee
11. knusprig — Brötchen, Müsli, Croissants, Baguette, Brot

12. kaltgeschleudert   Bienenhonig
13. streichzart   Margarine, Butter
14. festkochend   Kartoffeln
15. fettreduziert   Milch, Käse
16. vegan   Brotaufstrich
17. zartschmelzend   Schokolade, Nougat
18. erfrischend   Obst wie Melone, Erdbeeren, Kaltgetränke
19. nahrhaft   Vollkornbrot, Nüsse
20. ungeschwefelt   Rosinen, Trockenfrüchte

Brückenrätsel Seite 41

1 Herd, 2 Flaschen, 3 Nudel, 4 Messer, 5 Topf, 6 Braten, 7 Teig, 8 Ei, 9 Salat, 10 Milch, 11 Käse, 12 Kloß, 13 Mark, 14 Grün, 15 Salat

Kreuzworträtsel Kochen Seite 42

Waagrecht
1 Fleischwolf, 2 Kasserolle, 3 Butter, 4 Baerlauch, 5 Strunk, 6 Wildbret, 7 Kochbuch, 8 Mahlen, 9 Pfeffer, 10 Omelett, 11 Honig, 12 Pfanne, 13 Festessen

Senkrecht
4 Braetkloesschen, 14 Aroma, 15 Einkochen, 16 Zimt, 17 Vanille, 18 Labskaus, 19 Camembert, 20 Roemertopf, 21 Heilbutt, 22 Oel, 23 Salz, 24 Linsen, 25 Kroketten, 26 Filtern

Angehängte Worte Seite 44

1 Pfanne, 2 Messer, 3 Kohl, 4 Mühle, 5 Kartoffeln, 6 Gurke, 7 Glas, 8 Herd, 9 Ei, 10 Suppe, 11 Schüssel, 12 Wurst, 13 Essig, 14 Öl, 15 Soße, 16 Käse, 17 Braten, 18 Nudeln

Zum Knobeln Seite 45

Das Wort lautet: Kartoffe*lauflauf* (oder auch: Nude*lauflauf*)

Fragen zur Merkgeschichte Seite 46

1. Peter
2. Er will ihr einen Heiratsantrag machen.
3. neun, mit Susanne zehn
4. Er liest Zeitung.
5. Ja, ein Baby, das gestillt wird.
6. holzvertäfelt, in mildes Kerzenlicht getaucht, mit offenem Kamin
7. »Wie kannst du es wagen!«

Mahlzeit! Seite 47

Beispiele für Lösungssätze:
M   Marita mag mittags Milchsuppe mit Mandelsplittern.
A   Auch Angebote aus ausländischen Anbaugebieten akzeptiert Ansgar.
H   Heiße Himbeeren helfen Hanna, herrliches Himbeermus herzustellen.
L   Lisa liebt leckere lauwarme Linsensuppe.
Z   Zacharias zerlegt zärtlich zartes Zanderfilet zum Zahltag, zauberhaft!
E   Eine einfache Erbsensuppe erfreut Erwin einzigartig.
I   Ingo isst immer Ingwer.
T   Theo testet tadellose Tomatenketchup-Tofu-Taler.

Fragen zum Merkbild Kochen Seite 50

1.	An der rechten Wand steht ein Küchenschrank.	**ja**
2.	In der Küche gibt es eine Spülmaschine.	**ja**
3.	Das Fenster steht offen.	**nein**
4.	An der Wand hängt eine Uhr .	**ja**

5. Auf dem Herd stehen Töpfe.	**ja**
6. Auf dem Bild ist ein Obstkorb zu sehen.	**nein**
7. Fußboden und Wand haben die gleichen Fließen.	**nein**
8. Die Tür des Backofens steht offen.	**nein**

Vorangestellte Worte Seite 51

1 Eier, 2 Suppen, 3 Küchen, 4 Hefe, 5 Süß, 6 Back, 7 Sauer, 8 Butter, 9 Rühr, 10 Mehl, 11 Wein, 12 Pfeffer, 13 Salz, 14 Wein, 15 Zucker, 16 Salat, 17 Milch, 18 Käse

....

Einkaufen

Werbeslogans Seite 59

1 After Eight, 2 Weißer Riese, 3 CD, 4 Meister Proper, 5 Persil, 6 Vernell, 7 Media Markt, 8 Calgon, 9 Milka, 10 Bärenmarke, 11 Bauknecht, 12 Bit, 13 Whiskas, 14 Wienerwald, 15 L'Oreal, 16 Marlboro, 17 Ritter-Sport-Schokolade, 18 Omo, 19 Esso, 20 Uhu

Quiz rund ums Einkaufen Seite 60

1a, 2b, 3a, 4c, 5a, 6b, 7b, 8c, 9a, 10b, 11c, 12b, 13c, 14a, 15c, 16a

Über Geld spricht man nicht Seite 62

»Von den *Reichen* kann man das *Sparen* lernen«, hat mein Großvater immer gesagt. Er war ein richtiger *Spar*fuchs. Und auch wenn er es nicht wie im sprichwörtlichen amerikanischen Traum vom *Tellerwäscher* zum *Millionär* gebracht hatte, so wusste er doch, *umsonst* ist nur der *Tod*. Ja, *Geld* allein macht nicht *glücklich*, aber *Geld* regiert die *Welt*. Wenn man sich im Leben einmal alles vom Munde *abgespart* hat, wird man später kein *Geld* mehr zum *Fenster* hinauswerfen. Großvater wurde so zum *Pfennig*fuchser. Er vertrat die Ansicht, wer den *Pfennig* nicht *ehrt*, ist des *Talers* nicht *wert*. Und weil er ein bodenständiger Mann war, hielt er sich an den Grundsatz: »Nur *Bares* ist *Wahres*.« Denn es ist ja bekannt, Geld *stinkt* nicht.

Einkaufszettel Seite 63/64

Frühstück	Obst/Gemüse	Bürobedarf	Reinigungsmittel
Toast	Äpfel	Büroklammern	Spülmittel
Honig	Möhren	Briefumschläge	Rosendünger
Kaffee	Gurke	Radiergummi	Waschpulver
Marmelade	Salat	Tesafilm	Haarshampoo

Buchstabentausch Seite 65

1 Geld; 2 Korb; 3 Kunde; 4 Kasse; 5 Markt; 6 Laden; 7 Tasche; 8 Einkauf; 9 Geschäft; 10 Garantie; 11 Baumarkt; 12 Geldbörse; 13 Verkäufer; 14 Lagerhalle; 15 Stückpreis; 16 Supermarkt; 17 Schaufenster; 18 Wechselgeld; 19 Einzelhandel; 20 Markenartikel

Buchstabenquadrat Einkaufen Seite 66

```
R  T  B  Ä  C  K  E  R  E  I  D  Z  U  I  K  O
A  L  E  D  N  A  H  O  R  T  K  E  L  E  F  G
P  E  T  G  B  U  C  H  H  A  N  D  L  U  N  G
O  R  H  U  K  F  K  B  E  R  L  T  B  N  M  E
T  P  D  V  B  H  N  O  M  T  E  A  P  R  N  M
H  W  T  U  R  A  T  U  C  B  D  N  A  E  S  Ü
E  A  Y  I  C  U  R  T  F  W  E  C  R  R  U  S
K  D  Q  C  K  S  E  I  A  S  R  A  F  V  A  E
E  W  R  A  R  E  T  Q  Z  U  W  B  Ü  N  H  H
R  T  B  O  E  X  R  U  F  B  A  R  M  I  M  Ä
M  E  T  Z  G  E  R  E  I  T  R  G  E  H  R  N
R  F  V  U  S  E  A  E  D  R  E  T  R  V  O  D
R  T  G  U  N  I  R  M  Z  U  N  A  I  S  F  L
K  I  O  S  K  H  R  I  T  H  N  I  E  L  E  E
R  U  T  D  C  G  Z  U  E  Z  K  L  Ö  A  R  R
E  M  R  S  C  H  U  H  G  E  S  C  H  Ä  F  T
```

Alle neune! Seite 67

Eis, Eiter, Erster, irre, ist, Pest, Preis, Priester, Prise, Reis, Reise, Reiter, Reprise, Resi, Rest, Reste, Riese, Rispe, Ritt, Seite, Serie, sie, Speer, Spree, Stier, Teer, Tier, Trier, weiter, wer, Wert, Weser, Wespe, Weste, Weise, wie, Wiese, wir, Wirt

Das Wort, welches alle neun Buchstaben enthält, lautet PREISWERT.

Zusammengesetzte Worte Seite 67

Markt -analyse, -anteil, -frau, -forschung, -führer, -händler, -lücke, -platz, -stand, -verkäufer, -wirtschaft

Geld -anlage, -beutel, -börse, -fälschung, -geschäft, -geschenk, -hahn, -rolle, -schein, -spielautomat, -stück, -transport, -verleih, -vermögen, -versteck, -wäsche, -wert, -zählmaschine

Frisch -ei, -etheke, -fleisch, -haltefolie, -käse, -milch, -waren, -wurst

Preis -erhöhung, -geld, -günstig, -senkung, -vergleich, -verfall, -wert

Wortschatzübung gut Seite 67

ausgezeichnet, außergewöhnlich, begeisternd, bestens, einmalig, einzigartig, einwandfrei, phantastisch, fein, herausragend, hervorragend, hochwertig, klasse, maximal, optimal, phänomenal, Premiumklasse, prima, sensationell, sehr gut, spitze, super, tadellos, tiptop, überwältigend, unbeschreiblich, unübertroffen, vortrefflich, vorzüglich, Weltklasse

Das rechne ich mal besser nach! Seite 68

(1) richtig, (2) falsch, 30,26 wäre richtig, (3) richtig, (4) richtig, (5) falsch, 1017,35 wäre richtig, (6) falsch, 416,45 wäre richtig

Silbenrätsel Seite 69

1 Garantie, 2 Schaufenster, 3 Sonderangebot, 4 Kaufmann, 5 importieren, 6 preiswert, 7 Einkaufszettel, 8 Portemonnaie

Kreuzworträtsel Seite 70

Waagrecht
1 Flohmarkt, 2 Brutto, 3 Geldbörse, 4 Tinte, 5 Markt, 6 Drogerie, 7 Namen, 8 Supermarkt, 9 warm, 10 Sparsamkeit, 11 Bäckerei, 12 anti, 13 Enkel, 14 Kundschaft, 15 Katalog, 16 Rate, 17 Prospekt, 18 Gewinnspanne, 19 Aula, 20 Lager, 21 Asien, 22 See, 23 Null, 24 Neffen, 25 Erde

Senkrecht

2 billig, 5 Markenartikel, 9 Warengutschein, 15 kopieren, 26 Pfandleih-
haus, 27 Kassenbon, 28 Augen, 29 EU, 30 Regal, 31 Boerse, 32 SSV,
33 Kalkulation, 34 Waren, 35 Erbschaft, 36 Ankauf, 37 Garantie, 38 fegen,
39 Euro, 40 Kiosk, 41 Kasse, 42 Aktien, 43 Reklame, 44 Niere, 45 Konsum,
46 Einnahmen, 47 Ladenhüter

Qualitätsmerkmale Seite 72

1 Kleidung, Mode, Schuhe, Möbel; 2 Kaffee; 3 Wein, Schuhe, Rucksack,
Schulranzen; 4 Spielzeug, Wanderbekleidung, Geschirr; 5 Auto,
Handtasche, Koffer; 6 Erdbeeren, Kirschen; 7 Staubsauger, Rasenmäher;
8 Geschirr, Auflaufform, Jenaer Glas; 9 Fotoapparat, Telefon, Computer,
Waschmaschine; 10 Bekleidung, Schuhe; 11 Obst, Tomaten, Tee,
Kaffee; 12 Hemden, Tischdecken, Kleider; 13 Haut- und Handcreme;
14 Waschpulver, Creme, Shampoo; 15 Backwaren, Cornflakes, Müsli,
Hähnchen; 16 Honig; 17 Milch, Käse, Joghurt aus Soja; 18 Farbe, Nagellack;
19 Glas, Steingutartikel; 20 Parfum, Wäsche, Spitze; 21 Staubsauger,
Buch, Knirps; 22 Pflanzen für Balkon oder Garten; 23 Frischhaltefolie,
Papiertaschentücher, Klopapier; 24 Kaffee, Erdnüsse, Fleisch

Einkaufszettel in Buchstabenreihen Seite 73

1. hisergklibo**brot**migkopretlkiofadspldni**aufschnitt**niklope
2. koprülasgutäirkelfjniofkfrislko**käse**rtlpfkasuiföüpfjutikla
3. hiroaslpfgkunifgan**rollmops**nghiugjua**pflaster**bmkasrtez
4. hinfgloasejfkafefhnogkan**honig**mjnhsdhueflgjnm**hefe**mi
5. ajdnäfp**äpfel**trinemfabngigkmaspfjikalfügerolügngdsfter
6. ndhungkehtnin**bananen**htunhikeorpangukdeangnuäsnge
7. dundfikolsfnikla**sahne**ftunklrtiopsknesdiwas**nüsse**mogir
8. riskoplasturinemusnadukolpasireskaltoperiklonsamurilo
9. klumibunserta**rosinen**minfratusinto**seife**munfdoritusalim
10. neriklе**kekse**tinkulosarinmosliwusortlodimaz**wirn**serikf

11. lasnugntikulaspöerindpünfungräask**zahnpasta**gunbjgild
12. eriokplsfötikanchiklasporkfinerksmaörtikasdoldungerok
13. fknikaslatrekle**creme**bonumiklasüprtimulöstrinmonudm
14. nuerilopdjungkliraspfmhungka**klopapier**maikplöraieкürt
15. flavimngusjerikerimansrktkrandekrizers**kerzen**timeprad
16. nudkislal**nägel**trasinmanthdoprolkabnungmisaknfgolerin
17. fnbrikalshnedopfjulkirat**briefmarken**ungtikplasikenrungl
18. gtungiklapsrjumilkde**klebestift**reptikerikalsogjunekilpasi

Angehängte Worte Seite 74

1 Tasche, 2 Markt, 3 Geld, 4 Laden, 5 Korb, 6 Handel, 7 Markt, 8 Halle, 9 Preis, 10 Wagen, 11 Geld, 12 Angebot, 13 Börse, 14 Kasse, 15 Service, 16 Palette

Vorangestellte Worte Seite 75

1 Markt, 2 Einkaufs, 3 Geld, 4 Preis, 5 Werbe, 6 Kauf, 7 Wirtschafts, 8 Brutto, 9 Einkaufs, 10 Kosten, 11 Kunden, 12 Service, 13 Verkaufs, 14 Marken, 15 Produkt, 16 Kassen, 17 Sonder, 18 Waren, 19 Laden, 20 Geschäfts, 21 Schaufenster

Rätsel Seite 76

1 Kindergeburtstag, 2 Kleiderschrank, 3 Nagellack

Was passt nicht in diese Reihe? Seite 77

1. Torte ist Konditoreiware, die anderen sind Backwaren.
2. Zahnpasta ist ein Zahnpflegeprodukt, die anderen sind für die Haare.
3. Häkelnadel für Handarbeiten, die anderen für Handwerken
4. Schlagbohrmaschine ist das einzige elektrische dieser Werkzeuge.
5. Blumendünger, alle anderen sind Reinigungsmittel.

6. Tomaten, alle anderen sind Backzutaten für Kuchen.
7. Fernseher, die anderen sind Küchengeräte.
8. Marmelade ist im Gegensatz zu den anderen kein tierisches Produkt.
9. Käse, die anderen sind übliche Kioskartikel.
10. Handschuhe sind keine Sommerbekleidung.
11. Margarine ist kein Milchprodukt.
12. Banane, alle anderen Produkte sind rot.
13. Sauerkraut, alle anderen Begriffe beginnen mit »Sch«.
14. Salzbrezeln, alle anderen schmecken süß.
15. H-Milch, alle anderen sind trockene Vorräte.
16. Hammer, alle anderen werden zur Fahrradreparatur benötigt.

Brückenrätsel Seite 78

1 Kunden, 2 Garantie, 3 Markt, 4 Taschen, 5 Buch, 6 Zettel, 7 Trick, 8 Messe, 9 Laden, 10 Geld, 11 Konto, 12 Dienst, 13 Güter, 14 Waren, 15 Kapital, 16 Lager

Das rechnet sich! Seite 79

1. Ja, 5 Euro reichen für den Einkauf, er kostet insgesamt 4,80 Euro.
2. Peter sollte mit dem Kauf des Schreibpapiers bis nächste Woche warten. Diese Woche erhält er einen Rabatt von 20 %, nächste Woche beträgt der Rabatt 25 %. Zur Erläuterung ein Rechenbeispiel: Ein Paket Papier kostet 4 Euro. Diese Woche bekäme er fünf Pakete für 16 Euro. Nächste Woche kosten fünf Pakete 15 Euro.
3. Das zweite Angebot ist günstiger für Paula. Beim ersten Händler würde sie 14.400 Euro bezahlen. Beim zweiten Händler kostet ihr Auto nach Abzug von 10 % des Kaufpreises 13.950 Euro. Außerdem kann sie ihr altes Auto noch für 900 Euro an den Freund verkaufen, sodass das neue Auto damit auf 13.050 Euro kommt.

....

Garten

Blumen von A–Z Seite 85

Akelei, Anemone, Aster – Begonie, Buschwindröschen, Butterblume – Calla, Chrysantheme, Clematis – Dahlie, Distel, Duftrose – Eisenhut, Enzian, Erika – Freesie, Frauenschuh, Fuchsie – Gänseblümchen, Geranie, Gerbera – Himmelschlüsselchen, Hortensie, Hyazinthe – Immergrün, Iris – Jasmin, Johanniskraut, Jungfer im Grünen – Kamille, Kornblume, Krokus – Lilie, Löwenmäulchen, Löwenzahn – Maiglöckchen, Margerite, Mohnblume – Nachtkerze, Narzisse, Nelke – Ochsenauge, Oleander, Orchidee – Pfingstrose, Petunie, Phlox – Ranunkel, Ringelblume, Rose – Schneeglöckchen, Seerose, Sonnenblume – Taglichtnelke, Tausendschönchen, Tulpe – Usambaraveilchen – Veilchen, Venusfliegenfalle, Vergissmeinnicht – Wegerich, Wegwarte, Wiesenschaumkraut – Zaunwicke, Zaunwinde, Zimbelkraut

Quiz quer durch den Garten Seite 86

1b, 2c, 3c, 4b, 5a, 6c, 7a, 8c, 9b, 10a, 11b, 12c!, 13b, 14a, 15a, 16c

Sprichwörter Seite 88

1. Der Apfel fällt nicht weit vom Stamm.
2. Man soll nicht Äpfel mit Birnen vergleichen.
3. Der dümmste Bauer erntet die größten Kartoffeln.
4. freches Früchtchen
5. Tomaten auf den Augen haben
5. Sauer macht lustig.
6. Warum ist die Banane krumm?

7. Es sieht aus wie Kraut und Rüben.
8. Jedes Böhnchen gibt ein Tönchen.
9. Verbotene Früchte schmecken am besten.
10. in den sauren Apfel beißen
11. Die süßesten Kirschen hängen in Nachbars Garten.

Buchstabentausch Seite 89

1 säen, 2 Erde, 3 jäten, 4 Hacke, 5 Laube, 6 Spaten, 7 ernten, 8 düngen, 9 Häcksler, 10 Unkraut, 11 Ameise, 12 Blattlaus, 13 Kopfsalat, 14 umgraben, 15 Kartoffeln, 16 Rasenmäher, 17 Schnittlauch, 18 Gartenzaun, 19 Baumschnitt, 20 Radieschen, 21 Heckenrose, 22 Blütenpracht, 23 Wurzelballen, 24 Bohnenstange

Dreierzahlen querbeet Seite 90

7	4	5	9
1	2	8	10
14	31	17	8
5	17	6	1
14	7	35	4
4	13	19	26
25	11	8	20
10	5	16	7
1	29	17	4
13	22	2	14
27	8	13	5
4	16	23	10
11	7	16	1
26	2	14	5
3	19	20	4
13	25	8	11

36	14	7	4
4	16	23	10
11	7	16	1
26	2	14	5
3	19	20	4
13	25	8	11
1	2	30	10
14	31	17	8
14	7	35	4
4	13	19	26
25	11	8	20
10	5	16	7
1	29	17	4
13	22	2	14
24	8	13	5
4	16	33	10

1	29	17	4
13	22	2	14
27	11	13	39
4	16	23	10
11	7	16	1
26	2	17	5
15	19	20	4
7	4	36	11
10	22	8	10
14	31	17	8
5	17	6	1
14	7	35	4
4	13	19	26
25	11	8	20
10	5	16	7
13	25	8	11

14 Zahlen

Alle neune! Seite 91

Anger, Arten, eng, Ernte, gar, garen, Garn, Garten, Gen, gern, Gert, Grat, Nager, Narr, Nerv, Organ, Ornat, Ort, orten, Rage, ragen, Rang, rar, raten, Rogen, Roger, rot, Tag, Tang, Tor, Trage, tragen, Tran, vage, Vogt, vor, vorn, Vortag, Vortrag

Das Wort mit allen neun Buchstaben lautet VORGARTEN

Zusammengesetzte Worte Seite 91

Garten -arbeit, -bank, -fest, -grundstück, -handschuhe, -haus, -kolonie, -kräuter, -laube, -möbel, -nachbar, -pflege, -schere, -schlauch, -schuhe, -stuhl, -teich, -tor, -tür, -weg, -zaun, -zwerg

Blumen -beet, -duft, -gruß, -kohl, -kranz, -kübel, -laden, -mädchen, -rabatte, -stängel, -strauß, -stock, -topf, -vase, -zwiebel

Wortschatzübung Seite 91

absägen, anbinden, arbeiten, ausgraben, ausreißen, beschneiden, düngen, einpflanzen, ernten, gießen, hacken, harken, jäten, mähen, pflanzen, pflegen, pflücken, pfropfen, rechen, säen, sammeln, schneiden, setzen, spritzen, sprühen, stutzen, umgraben, umpflanzen, umsetzen, umstechen, veredeln, vertikutieren, wässern, züchten, zupfen, zusammenbinden

Gartenbewohner und -gäste Seite 94

1 Maus, 2 Igel, 3 Star, 4 Biene, 5 Amsel, 6 Zecke /Ziege, 7 Meise, 8 Wespe, 9 Ameise, 10 Hummel, 11 Schnecke, 12 Maulwurf, 13 Zaunkönig, 14 Wühlmaus, 15 Regenwurm, 16 Schmetterling, 17 Blindschleiche, 18 Tausendfüßler, 19 Eichhörnchen, 20 Rotkehlchen, 21 Marienkäfer, 22 Stechmücke, 23 Engerling, 24 Mistkäfer, 25 Blattlaus, 26 Eidechse, 27 Libelle, 28 Spinne, 29 Grille, 30 Taube, 31 Raupe, 32 Fink

Buchstabenquadrat Garten Seite 95

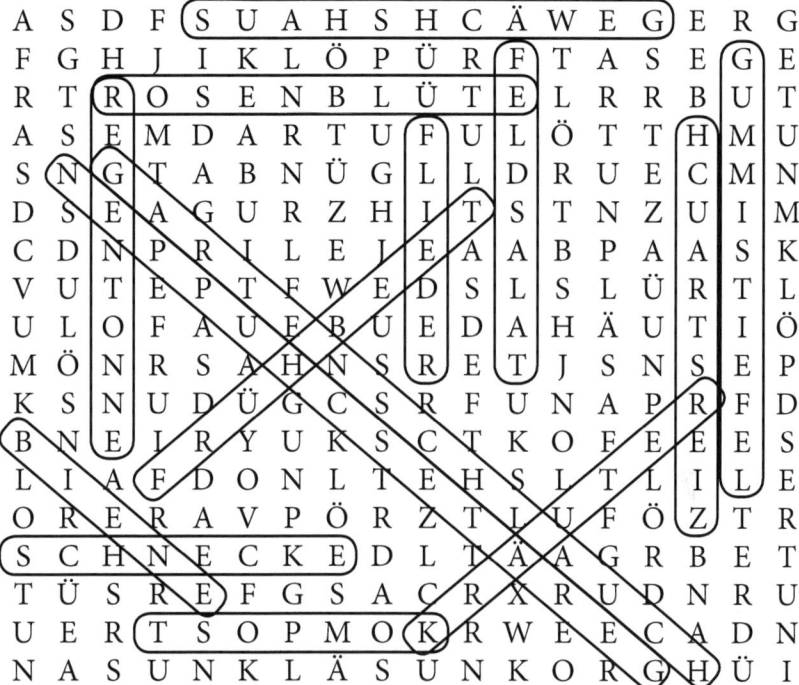

Silbenrätsel Seite 96

1 Hagebutte, 2 Gewächshaus, 3 Gießkanne, 4 Schrebergarten, 5 Rabatte, 6 Schachtelhalm, 7 Engerling, 8 Sanssouci

Buchstabenreihen – Blumen Seite 97

Rose – Tulpe – Nelke – Mohn – Phlox – Aster – Krokus – Enzian – Lilie – Iris – Erika – Klee – Primel – Dahlie – Malve – Wicke – Akelei – Fuchsie – Tagetes – Calla – Freesie – Arnika – Distel – Salbei

1. neorkigmuntikaspuhnung**rose**kuliokmastrungikerl
2. gerkuniokmolpastruderingolkinustr**tulpe**rtusratolp

3. kortastikulmar**nelke**ketrelkopsatrunresoklasporstu

4. runikalproetkinlomerisagärasrupölkumbastregihun

5. tranikermolohrtimunsesatro**mohn**olperisutarestrim

6. plexikarti**phlox**kmuralisetirkastromaleri**aster**erzun

7. kolipertasetriunmuolptre**krokus**serkulopertimuans

8. beinzomeri**enzian**munolkisaturenumkiler**lilie**muno

9. muneriklopastirk**iris**munkiloaseriamnaseritalsiernt

10. beingkrier**erika**mirolersatirkrimo**klee**miperi**primel**i

11. halikoleireklpreoi**dahlie**malivamreik**malve**kloperia

12. hunkilerialopasturimnukopläruseslinumeratokolera

13. wikastorpelmingjundekim**wicke**merstaleki**akelei**mt

14. retizunmaseritk**fuchsie**fumerpünkastromteranigeasi

15. tnisaregan**tagetes**munilsalsocalmonastrikal**calla**nist

16. fredisatorisanmet**freesie**miklpetranusi**arnika**mugikl

17. dislikolpaslöroliks eritanustikolpasterim**distel**mirok

18. roperiemnusgersta**salbei**gunikolersatimerinungmol

Aussagen zum Merkbild Opa Fritz' Garten Seite 98–100

1 richtig, 2 falsch, 3 falsch, 4 richtig, 5 falsch, 6 richtig, 7 richtig, 8 falsch, 9 falsch, 10 richtig

Blumensätze bilden Seite 101

Butterblumen bilden beeindruckend bunte Blüten.
Lili leiht Liane lila Lilien, Liane liebt Lilien, Lupinien, Löwenmäulchen!
Oder: Lavendel lauscht leise lachenden Leuten.
Unsere Usambaraveilchen unterliegen unserer unnachgiebigen Untersuchung unvermeidbaren Ungeziefers.
Michael malt Mohnblumen mit malvenfarbenen Malstiften.
Oder: Maiglöckchen mögen Maimonate mit mehr Mondnächten.

Eberhardt Enzian erzählt Erika Eichenlaub Einzelheiten eines eigenartigen Ereignisses.

Norbert nummeriert Narzissen nach neonfarbenen Nuancen.

Oder: Nina nutzt nachts nie Nelkenölseife.

Karin kocht keine Kornblumen, Karin kocht Kerbelsuppe.

Rote Rosen riechen rührend romantisch.

Alberne Akeleien anderer Art attestieren ausgeschüttetem Alsterwasser Alkoholfreiheit.

Oder: Autsch! – Am Anfang Arnika als Arznei!

Nelken naschen nächtens natürlich nie Nussmus – nur Nachtregen!

Zauberhafte Zaunwicken zetern ziemlich zaghaft zwecks Zaunentfernung.

Oder: Zaunwinden zieren Zäune.

Angehängte Worte Seite 102

1 Rose, 2 Salat, 3 Stein, 4 Korn, 5 Schale, 6 Samen, 7 Garten, 8 Rüben, 9 Wurzel, 10 Apfel, 11 Beet, 12 Kirschen, 13 Kern, 14 Tomaten, 15 Gurken, 16 Schere

Vorangestellte Worte Seite 103

1 Garten, 2 Frucht, 3 Obst, 4 Apfel, 5 Blüten, 6 Kern, 7 Hecken, 8 Schmetterlings, 9 Salat, 10 Quer, 11 Rosen, 12 Ernte, 13 Blumen, 14 Schnecken, 15 Kräuter, 16 Rasen

Wörter zusammensetzen Seite 104

1c) Pfirsichhaut (weiche, glatte Haut), 2h) Zitronenfalter (Schmetterlingsart), 3f) Gurkentruppe (umgangssprachlich für eine Gruppe von Versagern), 4a) Spargeltarzan (schmächtiger Mann), 5b) Wurzelsepp (umgangssprachlich für seltsame Person, vollbärtig, knollnasig), 6d) Weinkrampf (krampfhaftes heftiges Weinen), 7m) Bananenflanke (Begriff aus dem Fußballsport, stark gekrümmte Flanke vom Flügel ins Sturmzentrum), 8o) Orangenhaut (Hautveränderung Cellulite)

9n) Zwiebellook (mehrere Kleidungsschichten übereinander getragten), 10e) Kohlmeise (Vogelart), 11p) Rübezahl (Sagenwesen, Berggeist des Riesengebirges), 12g) Krautstampfer (umgangssprachlich für dicke Beine), 13q) Erdbeermund (Mundform mit geschwungenen Lippen), 14k) Apfelbäckchen (rosige frische Wangen), 15i) Erbsenzähler (Pedant), 16l) Rosinenpicker (egoistischer Mensch, der bei allem nur Vorteile für sich sucht)

Was passt nicht in diese Reihe? Seite 105

1. Rebschere (die anderen sind Geräte zur Bodenbearbeitung)
2. Narzisse (blüht im Frühling, die anderen Begriffe gehören zum Herbst)
3. Stachelbeere (Strauchpflanze, die anderen Obstsorten wachsen an Bäumen)
4. Tomate (ist rot, die anderen Gemüsearten sind grün)
5. Apfelsine (Südfrucht, die anderen sind einheimisches Obst)
6. Bärlauch (wächst in der freien Natur, die anderen sind Gartenkräuter)
7. Gurke (die anderen sind Nachtschattengewächse)
8. Almonda (Kartoffelsorte, die anderen sind Apfelsorten)
9. Erbsen (die anderen sind Kohlsorten)
10. Möhre (die anderen sind Kürbisgewächse)
11. Gurke (die anderen enden auf »i«)
12. Rosenkohl (die anderen sind Blattgemüse)
13. Petersilie (Gartenkraut, die anderen sind sogenannte Wild- oder Unkräuter)
14. Maria (die anderen sind Kartoffelsorten)
15. Kürbis (wächst im Herbst, die anderen im Frühjahr)
16. Birne (die anderen enthalten im Namen den Doppelkonsonanten »tt«)
17. Ameisenhaufen (die anderen werden als Dünger verwendet)

Brückenrätsel Seite 106

1 Rechen, 2 Zaun, 3 Wurf, 4 Kartoffel, 5 Kräuter, 6 Duft, 7 Zeit, 8 Stangen, 9 Garten, 10 Laub, 11 Nest, 12 Weg, 13 Dach, 14 Haus, 15 Stock, 16 Stiefel

....

Gesundheit

Körperteile A–Z Seite 111

Adern, Arm, Auge – Bein, Becken, Brust, Bronchien – Daumen, Dickdarm, Drüsen, Dünndarm – Eierstöcke, Ellenbogen – Finger, Fuß – Gallenblase, Gaumen, Gebärmutter, Gehirn – Haare, Hand, Haut, Herz, Hirn – Innenohr, Immunsystem, Iris – Jochbein – Kiefer, Knie, Knochen – Lid, Leber, Luftröhre, Lunge – Magen, Milz, Mund, Muskeln – Nase, Nerven, Nieren – Oberarm, Oberschenkel, Ohr – Plazenta, Po, Prostata – Rachen, Rist, Rücken – Schienbein, Schleimhaut, Stirn – Tränendrüse, Tränenkanal, Thymusdrüse – Unterarm, Uterus – Venen – Wangen, Wimpern, Wirbelsäule – Zähne, Zehen, Zunge, Zwerchfell

Quiz zu Körper und Gesundheit Seite 112

1P) Hauptschlagader, führt sauerstoffreiches Blut von der linken Herzkammer zu den Körperorganen

2F) 8 Handwurzelknochen, 5 Mittelhandknochen, 5 Finger mit je 3 Gliedern (außer Daumen, der hat nur 2) 13 + 14 = 27

3E) Samuel Hahnemann

4F) Kaumuskeln

5F) im Mund mit den Speichelenzymen

6E) Unterhalb des Kehlkopfes, sie umfasst hufeisenförmig die Luftröhre, größte Hormondrüse des Körpers.

7R) Abbau von Giftstoffen

8M) Arterien führen sauerstoffreiches Blut.

9I) Ein Blutgerinsel, das sich in einem Gefäß bildet.

10N) Hormon, das bei Stress ins Blut ausgeschüttet wird, es bewirkt z. B. eine Steigerung des Blutdrucks und der Herzfrequenz.

11Z) etwa einen Zentimeter pro Monat

12T) Ja, sie haben ein eigenes Blutgefäßsystem.

13E) zwischen Brust- und Bauchhöhle

14E) Ein Hormon, das den Blutzucker senkt. Es wird in den Langerhans-Inseln der Bauchspeicheldrüse gebildet.

Lösungswort: PFEFFERMINZTEE

Redewendungen Seite 114

1 Arme, 2 Hals, 3 Beine – Hand, 4 Daumen, 5 Herz, 6 Auge, 7 Hals – Kopf, 8 Augapfel, 9 Hand – Herz, 10 Haare – Kopf, 11 Finger, 12 Bein, 13 Rücken, 14 Hand – Fuß, 15 Nase, 16 Leber, 17 Kopf, 18 Haut – Haar, 19 Ohren, 20 Herz – Zunge, 21 Arm, 22 Füße, 23 Herz – Nieren, 24 Herzen, 25 Kopf

Das merk ich mir! Seite 115/116

1. Der Mensch hat 16 Handwurzelknochen, an jeder Hand acht.

2. Nein, es gibt ein Dreiecksbein und jeweils ein kleines und großes Vieleck.

3. das Mondbein

4. das Erbsenbein

5. großes und kleines Vieleck

Buchstabenquadrat Gesundheit Seite 117

```
R A C T Z U I W R A S D F G H J K L
W T Z H R T G N U G E W E B V B N M
E F G Y O G A R T D E S S B A S B U
H G E E R M R V K V U D T A R Z J
C H S T I R Ö N N B Ö F R A U D P M
S B U O K V A O U M H G U K R N A N
A N N P Ü A L E P M K H N A T R A B
L M D J K S N M U A Ü E K M H T S V
F K H Ü I G Ö K S T K L I N H D C
M A E K M D H S A S C H Ü L B N A X
R R I A F R K A A A V L I L V M B J
Ä N T H J T E F E G X Ä S E A I F A
W I R F H K L O P E B N M K S O P S
V K T P F E F F E R M I N Z E K M D
E A W R E T U J K N G M O R T L A F
R G R E T U Ä R K L I E H T U P D G
T H J N W A D E N W I C K E L Ü M H
Z R A S D F G H K H G E F B I K R J
```

Um die Ecke gedacht Seite 118

1 Zungenbrecher, 2 Wurzelbehandlung, 3 Nagel, 4 Segel, 5 Kammer, 6 Zahn (er trägt die Krone)

Buchstabentausch Seite 119

1 Blase/Salbe; 2 Arzt; 3 Rheuma; 4 Creme; 5 Arnika; 6 Verband; 7 Allergie; 8 Pflaster; 9 Spritze; 10 Massage; 11 Kalorien; 12 Vitamine; 13 Tablette; 14 Pflegen; 15 Kamille; 16 Zwieback, 17 Hexenschuss; 18 Krankenhaus

Kreuzworträtsel Körper Seite 120

Waagrecht
1 Vitamin, 2 Taubheit, 3 Knie, 4 Migraene, 5 Rist, 6 Patient, 7 Heilung,
8 Narkose, 9 Pipette, 10 Praxis, 11 Viren, 12 enthaltsam, 13 Leiden,
14 Adern, 15 Fieber, 16 Ruecken, 17 Zaehne, 18 Niere, 19 Nase, 20 Darm,
21 Pflaster, 22 Nerv, 23 Nebenwirkung, 24 vital, 25 Zunge, 26 Skelett,
27 Injektion

Senkrecht
4 Medikament, 28 Hygiene, 29 Spritze, 30 Tränen, 31 Rollator, 32 Blei,
33 Ohr, 34 anstecken, 35 Rezept, 36 Masern, 37 Lid, 9 Pest, 38 Dentist,
39 Wehen, 40 Wimpern, 41 Nerven, 42 Vagus, 43 Appetit, 44 Sodbrennen,
45 Nierenstein, 46 Blindheit, 47 Testosteron, 48 Bart, 49 Narbe, 50 Milz

Lesesport Seite 122

1 Krankenschwester, 2 Zahnärztin, 3 Augenarzt, 4 Rettungssanitäter,
5 Chirurg, 6 Heilpraktikerin, 7 Hausarzt, 8 Fußpflegerin, 9 Masseur,
10 Hebamme, 11 Lungenfacharzt, 12 Altenpfleger, 13 Urologe, 14 Notarzt

Buchstabenreihen Seite 123

Arm, Bein, Hand, Auge, Ohr, Kopf, Mund, Herz, Darm, Knie, Milz, Leber,
Lunge, Haut, Brust, Haar, Blut, Pore, Fuss, Zehe, Wade, Sehne, Kehle

1. SKAUNGKER**ARM**FJGUNGHLOERHG**ARM**FNGUNGDJ
2. GHENTINGKH**BEIN**GHTNKIRKTPOASJGUNDHTEHRNF
3. FHTUNGKHINAKDMGHEHRN**HAND**JHGNTZPGKUMND
4. GJUMGKAMNFHRUNGHTAKHRHTGUNHKPAOSJDUNG
5. DATSHUNFH**AUGE**HGNGHGHGHGKN**OHR**NDHNEHFG
6. MLRUNGHSKDODLADJDNGU**KOPF**JSKDNEUNGMAKS
7. BRHAMSNUNHD**MUND**JJGNUNDHKIOPAKEMN**HERZ**D
8. PHRJGND**DARM**NGUNHKISÖEPGU**KNIE**JRKGMASLFPE

9. DKFJNFKGOPERISDKISNDUTNGKNDHHFGKONGLPAS
10. JFUNGHEKFO**MILZ**DHNGIAPDKINMEIRMNODTGJUNA
11. TIKSMANDGEUMNFUJGKAPDJESK**LEBER**FHFURNDEK
12. KDUNGKPRIEK**LUNGE**FKDHUNFJFUNASOF**HAUT**MGE
13. FKIN**BRUST**UNHIKPEOKDHNFEHDUTIK**HAAR**ALSNMI
14. DJGUNGJHHASDOFNBURITPFKUNDGKERIKOLPASFER
15. FHGNBUO**BLUT**HDNUBUGNM**PORE**RTIOKDE**FUSS**RAS
16. TZUNKMGNUIHJASLFKOEHALSNFKGIKALEJGUNLOD
17. GJNDOPGKSALJFH**ZEHEN**DHTJGHAJGUHOKHLOSFNE
18. DJGANDBFUHGNHHASDK**WADE**FJGNGKKEUR**SEHNE**
19. SKAIGNUJASKFOPER**KEHLE**MGNKOASPFLGKIEJNFAS

Silbenrätsel Seite 124

1 Ellenbogen, 2 Gesundheit, 3 abnehmen, 4 Lesebrille, 5 Verbandskasten,
6 Akupunktur, 7 Kardiologe, 8 Diabetes, 9 Immunsystem, 10 Zwerchfell

Fachchinesisch lernen Seite 126

1 falsch, richtig wäre »Apraxie«, 2 falsch, richtig wäre »Unterzuckerung«,
3 falsch, richtig wäre »Nasennebenhöhlen«, 4 richtig, 5 falsch, richtig wäre
»Krampfadern«

Fachbegriffe richtig schreiben Seite 126

Zu den Lösungen finden Sie hier nun auch die Bedeutungen der Begriffe:

1 A**b**oplex (falsch) Schlaganfall, 2 Epilepsie (richtig) wiederkehrende
Krampfanfälle, 3 Hydroce**f**alus (falsch) Wasserkopf, 4 Dermat**t**ologie
(falsch) Lehre von den Hautkrankheiten, 5 Hyposensibi**lie**rung (falsch)
Therapie bei Überreaktionen des Immunsystems, 6 Arteriosklerose
(richtig) Gefäßverkalkung, 7 Kardiomyopathie (richtig) Erkrankung des
Herzmuskels

Angehängte Worte Seite 127

1 Finger, 2 Beine, 3 Augen, 4 Herz, 5 Knochen, 6 Zungen, 7 Gelenk, 8 Arzt, 9 Bruch, 10 Krone, 11 Wickel, 12 Scheibe, 13 Tablette, 14 Brille, 15 Arm, 16 Zahn, 17 Nagel

Vorangestellte Worte Seite 128

1 Fuß, 2 Herz, 3 Kopf, 4 Augen, 5 Blut, 6 Finger, 7 Lippen, 8 Brust, 9 Muskel, 10 Bauch, 11 Zahn, 12 Nagel, 13 Magen, 14 Hand, 15 Ohren, 16 Haut, 17 Mund, 18 Knochen, 19 Knie

Was passt nicht in diese Reihe? Seite 129

1. Milz (die anderen sind Körperflüssigkeiten)
2. Haut (die anderen sind harte Körperteile)
3. Hand (die anderen sind Organe am Kopf)
4. Ohr (die anderen sind Sinne)
5. Blase (die anderen sind Verdauungsorgane)
6. Sattel (die anderen bezeichnen Gehörknöchelchen im Mittelohr)
7. Vitamin (die anderen sind Hormone)
8. Muskeln (die anderen befinden sich an der Körperoberfläche)
9. Herz (die anderen sind Verdauungsorgane)
10. Zunge (die anderen sind Knochen)
11. Ohr (die anderen gehören zum Bewegungsapparat)
12. Speiseröhre (die anderen sind Organe im Mund)
13. Nerven (die anderen sind Blutgefäße)
14. Artistik (Zirkusdarbietungen, die anderen sind Gelenkerkrankungen)
15. Ornithologie (Vogelkunde, die anderen sind medizinische Fachrichtungen)
16. Pschyrembel (medizinisches Wörterbuch, die anderen sind Berufe)

Wörter verbinden Seite 130

1g) Kniefall, 2e) Fingerhakeln, 3k) Fußball, 4a) Armbrust, 5f) Augenlicht, 6b) Ohrenschmaus, 7n) Haarausfall, 8o) Brustpanzer, 9p) Beinkleid, 10d) Nasenloch, 11c) Herzdame, 12i) Ohrmuschel, 13h) Daumenschraube, 14q) Zahnstein, 15m) Zungenschnalzer, 16l) Muskelkater

Brückenrätsel Seite 131

1 Stein, 2 Nagel, 3 Kraft, 4 Bruch, 5 Arzt, 6 Haut, 7 Herz, 8 Gelenk, 9 Hals, 10 Bein, 11 Schlag, 12 Wurm, 13 Fuß, 14 Fieber, 15 Tabletten, 16 Pflege, 17 Blut, 18 Zahn, 19 Schlaf

....

Wald

Bäume von A-Z Seite 137

Ahorn, Akazie, Apfelbaum – Birnbaum, Birke, Buche – Douglasie – Eibe, Eiche, Erle, Esche – Feigenbaum, Fichte, Flieder – Ginkgo, Granatapfelbaum – Hainbuche, Hasel, Holunder – Immergrün – Japanische Zierkirsche, Johannisbrotbaum – Kastanie, Kiefer, Kirschbaum, Kokospalme – Lärche, Lebensbaum, Linde – Mammutbaum, Mandelbaum, Maulbeerbaum – Nordmannstanne – Ölbaum, Oleander, Orangenbaum – Palme, Pappel, Pinie, Platane – Rosskastanie, Rotbuche, Rotdorn – Schneeball, Silberahorn, Schwarzkirsche, Stechpalme – Tanne, Trauerweide, Trompetenbaum – Ulme – Vogelbeere – Wachholder, Walnuss, Weide, Weihnachtsbaum – Zeder, Zimmerlinde, Zirbelkiefer, Zitronenbäumchen, Zwetschgenbaum

Wald-Quiz Seite 138

1c) Die Esche trägt gefiederte Blätter.

2b) Eiben sind Nadelbäume.

3a) Lichtung

4b) Das Blatt des Ginkgobaums ist fächerförmig, in der Mitte eingekerbt.

5c) Als »Grüne Lunge« einer Stadt werden umgangssprachlich inner-
städtische Wald- und Parkflächen bezeichnet.

6b) Wölfe leben etwa seit dem Jahr 2000 wieder in deutschen Wäldern,
sie sind Raubtiere.

7a) Pfropfen bedeutet: einen Baum veredeln, indem ein fremder Ast
aufgesetzt wird.

8b) Die Baumgrenze in den deutschen Alpen liegt bei 1.800 Metern.

9c) Misteln sind immergrüne Halbschmarotzer auf Laubhölzern.

10a) Riesenmammutbäume sind die größten Bäume der Erde. Die beiden
anderen Bezeichnungen sind Phantasienamen.

11b) Borkenkäfer schaden dem Baum durch Gangsysteme, die sie ins Holz
fressen. Weibchen nagen unter der Rinde oder tiefer im Holz einen
»Muttergang«, an dessen Seite sie die Eier ablegen. Larven fressen
typische Gangsysteme in das Holz.

12c) Der Kuckuck ist ein Zugvogel, er überwintert in Afrika. Er betreibt
keine eigene Brutpflege, sondern legt anderen Vögeln seine Eier ins
Nest. Er hat etwa die Größe einer Taube.

13c) Eine Baumschule ist eine erwerbsmäßig bewirtschaftete Anbauflä-
chen für Bäume. Antwortmöglichkeit a) erinnert an Waldkindergär-
ten.

14a) Eine Schonung ist ein Bestand von jungen Bäumen, die vor Wild-
schäden geschützt werden, b) wäre die Schonzeit, c) eine Lichtung.

15b) Zecken können Krankheiten, z. B. Borreliose, übertragen, oder auch
Hirnhautentzündung. Sie befallen auch den Menschen und andere
Wirbeltiere. Sie haben keinen Stachel am Hinterteil.

16a) Bonsai ist eine fernöstliche Art der Gartenkunst, bei der Bäume im
Wuchs begrenzt werden.

Buchstabentausch Seite 140

1 Pilz; 2 Eule; 3 Erde; 4 Laub; 5 Kauz; 6 Zweig; 7 Moos; 8 Birke; 9 Hirsch;
10 Zwerg; 11 Reisig; 12 Nadeln; 13 Tanne; 14 Eichel; 15 Zapfen; 16 Kiefer;
17 Ameise; 18 Dickicht; 19 Waldlichtung; 20 Hexenhaus

Buchstabenquadrat Tiere des Waldes Seite 141

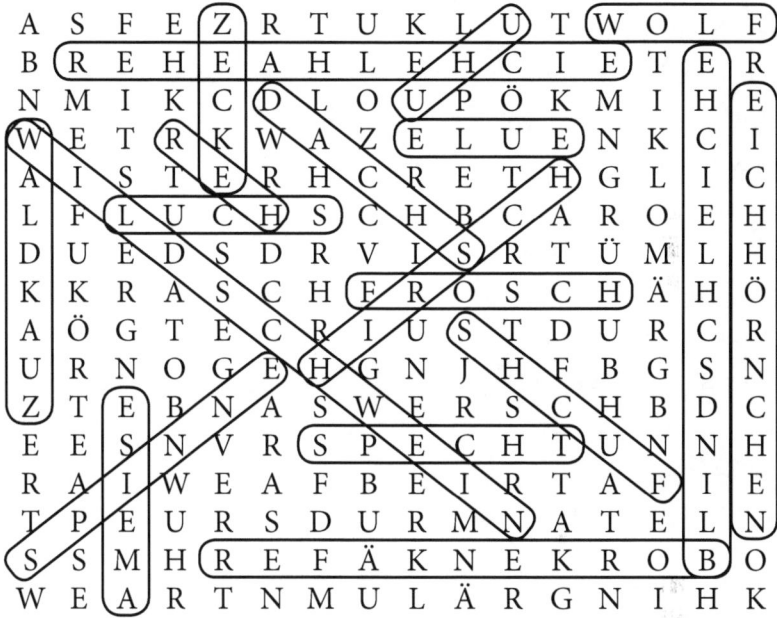

Kreuzworträtsel Wald Seite 142

Waagrecht
1 Moos, 2 Schwarzwald, 3 Krone, 4 Zwerg, 5 Schlehen, 6 Revier, 7 Astgabel,
8 Tausch, 9 Roehren, 10 Futterkrippe, 11 Fliegenpilz, 12 Atem, 13 Kitz,
14 Zapfen, 15 Reck, 16 Wildbret, 17 Wurzel, 18 Frischling

Senkrecht

1 morsch, 2 Specht, 4 Zweige, 5 Schutzhuette, 13 Kabel, 15 Ring, 19 Star, 20 Tuempel, 21 Tollkirsche, 22 Reh, 24 Brunft, 25 Uhu, 26 Kauz, 27 Wild, 28 Trampelpfad, 29 modrig, 30 einfach, 31 Borke, 32 Ebene, 33 Eulen, 34 Jahresringe, 35 Jaeger, 36 Tanne, 37 Zecken

Sprichwörter und Redensarten Seite 144

1. den Wald vor lauter Bäumen nicht sehen
2. Wie man in den Wald hineinruft, so schallt es heraus.
3. Einen alten Baum verpflanzt man nicht.
4. zwischen Baum und Borke sitzen
5. Ich könnte heute Bäume ausreißen.
6. auf keinen grünen Zweig kommen
7. Das bringt mich auf die Palme.
8. Der Apfel fällt nicht weit vom Stamm.
9. Säge nicht am Ast, auf dem du sitzt.
10. den Hund zum Jagen tragen
11. dicke Bretter bohren
12. einen Stein im Brett haben

Bäume in Buchstabenreihen Seite 145

Birke, Eiche, Ahorn, Zeder, Tanne, Buche, Fichte, Kiefer, Weide, Eibe, Palme, Pinie, Linde, Esche, Pappel, Ulme, Flieder, Erle, Lärche, Kastanie

1. slfkingbiklsikdnasikdngmcnirki**birke**lfmksnungolaspöeristreop
2. dnungkialspercnihduekigopöaeimaskfohleriokdp**eiche**splartina
3. rahomsldps**ahorn**uiklaperunhtrmnihdungloaspäsrtiugnomaweo
4. gungjhikolpasfgtungki**zeder**imkolrpertungkio**tanne**muinfhcunz
5. erntumiklpasfungjikalfnfikloasgunkderikmnihdungloaspäsrtiug
6. runhkio**buche**pdalseigkombpoftunghärtoaskolpaschikolpaswert

7. mikastropasfukopwetufungderung**fichte**kolpöstarefing**kiefer**tun
8. thdnukiolpaschikolpasterwesungkirerschwartbundgiklopasterfu
9. rtnumikolpäschtir**weide**mterimungkolastredafrundignuimetrung
10. koplaschtzunm**eibe**klopereikbelsabiereiklopüserwater**palme**rtire
11. rumpimirtaruntipilmarunsafer**pinie**laskuratumirnpirienaklinedar
12. klimadsei**linde**werotpasminrareatunfgungkilomandierotungsalin
13. erschinmungoptöldirkandieratuminderoklpastresazungdertupürt
14. pesidanm**esche**rtungkilimarundikapitlopastrude**pappel**munteder
15. rungterwesungkirerschwartbund**ulme**iklpasfungjikalfnfikloasru
16. treflopereikbelsabierei**flieder**opüserwaungoptöldirkand**erle**merl
17. kingbiklsikdnasikdngmocknieroklpastresazungdertutungkoplas
18. ruchdunbg**lärche**lerischasutrpürolkum**kastanie**larungkiroptastru

Brückenrätsel Seite 146

1 Wald, 2 Baum, 3 Stein, 4 Stamm, 5 Dach, 6 Holz, 7 Boden, 8 Hecken, 9 Säge, 10 Hirsch, 11 Schleier, 12 Wald, 13 Haus, 14 Revier, 15 Wild, 16 Brand

Jägerlatein Seite 147/148

1.	Tanne	Abies	richtig
2.	Rotfuchs	Vulpes lupus	falsch (Vulpus vulpus)
3.	Hirsch	Quercus	falsch (Cervus)
4.	Eiche	Cervus	falsch (Quercus)
5.	Wolf	Canis lupus	richtig

Tannenzapfen zählen Seite 149

Die Zahlenkombination 157 ist in diagonaler Anordnung achtmal enthalten.

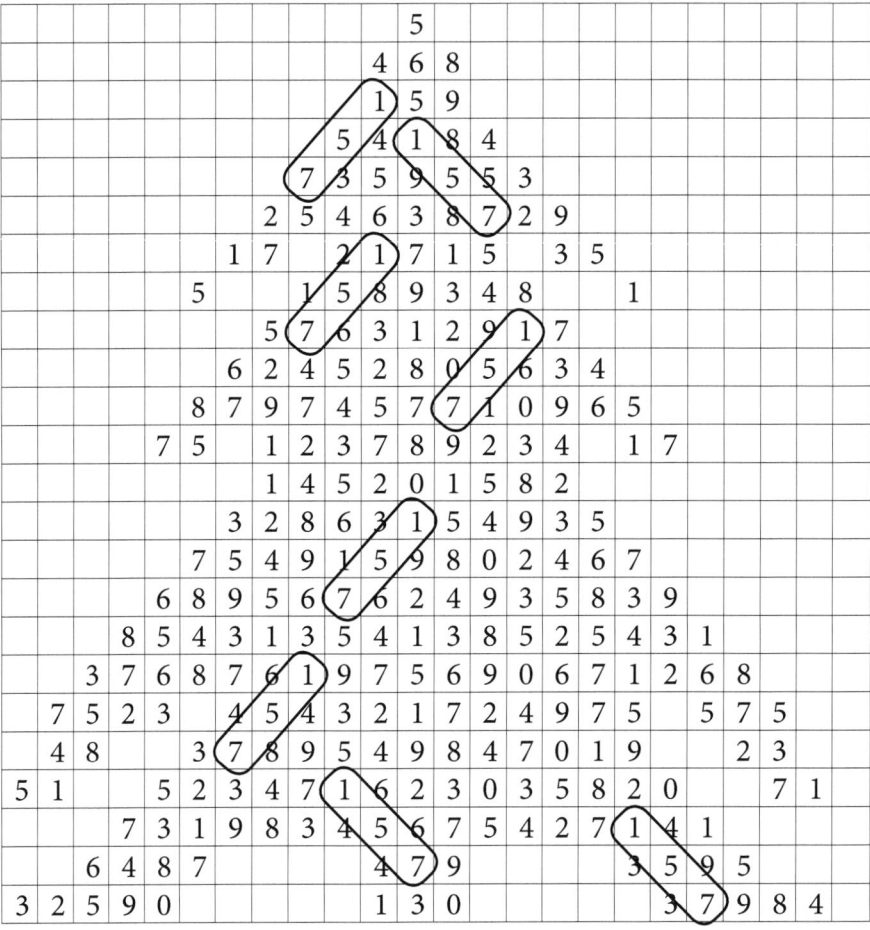

Angehängte Worte Seite 150

1 Käfer, 2 Nadel, 3 Wald, 4 Baum, 5 Pilz, 6 Holz, 7 Eule, 8 Wald, 9 Krone, 10 Weg, 11 Zapfen, 12 Blatt, 13 Baum, 14 Vogel, 15 Honig, 16 Wald

Alle neune! Seite 151

Abel, Abend, Alb, Aloe, Bad, baden, Band, blond, Boden, Bowle, den, Dolden, Edda, Ewald, laben, Laden, Land, Lena, loben, Loden, Nabe, Nabel, Nadel, nobel, oben, Odenwald, Waben, Wade, Wal, Wald, Wand, Wandel, wen, wo

Das Wort mit allen neun Buchstaben lautet WALDBODEN.

Zusammengesetzte Worte Seite 151

Wald -arbeiter, -bad, -beeren, -boden, -bühne, -fee, -gebiet, -grundstück, -hexe, -honig, -hütte, -kauz, -kindergarten, -lauf, -läufer, -lichtung, -meister, -ohreule, -pflanzen, -rand, -see, -tiere, -vogel, -weg, -wirtschaft

Baum -bestand, -blüte, -fällung, -grenze, -harz, -haus, -krone, -kuchen, -kunde, -pflege, -pilz, -rinde, -schnitt, -schule, -stamm, -stumpf, -wolle, -wuchs, -wurzel

baum -hoch, -lang, -stark

Wortschatzübung Seite 151

ausgedehnt, dämmerig, dicht, dunkel, einsam, feucht, finster, frisch, geheimnisvoll, grün, gruselig, heimisch, herbstlich, kühl, licht, lichtdurchflutet, moderig, morastig, natürlich, sonnig, tief, triefend

Fragen zum Merkbild Wald Seite 154

1. Auf drei Fotos sind Bäume oder Baumteile zu sehen.
2. Himbeeren und Tollkirschen, auf zwei Fotos sind Pilze zu sehen.
3. der Fliegenpilz und die Tollkirsche
4. Links oben ist der Fliegenpilz platziert.
5. das Bild der Tollkirsche

Zum Knobeln Seite 154

Wörter, in denen zwei *ü* vorkommen, sind zum Beispiel:

Bücherwürmer, Brühwürfel, Bühnenstück, Bürgerbüro, Bürotür, Flüstertüte, Früchtemüsli, Frühblüher, Frühstück, Fürstentümer, Gebührenschlüssel, Gemüsebrühe, Gewürzmühle, Glückwünsche, Glühwürmchen, Gründüngung, Güterzüge, Hülsenfrüchte, Küchentücher, Kümmelgewürz, Kürbisgemüse, Kürbissüppchen, Lückenbüßer, Müllgebühren, Mülltüte, Müslischüssel, Rückenstütze, Rückführung, Rührschüssel, Spülbürste, Südfrüchte, Südküste, Tüllhülle, Tüllrüschen, Tülltücher, Türschlüssel, überbrücken, Überbrückung, überflügeln, überflüssig, überführen, überfüllt, Überführung, übermüdet, übermütig, überprüfen, Überprüfung, überschüssig, übertünchen, Wüstenfüchse, Zündschlüssel

Den Wald vor lauter Bäumen ... Seite 155

Viermal ist das Wort Wald in diesem Baum enthalten.

```
                    B A U M
                B A U M B A U M
            B A U M B A U M B A U M
          B A U M B A U M B A U M B A
      B A U M B A U M B A U M B A U M B A
        B A U M B A U M B A U M B A U M
      B A U M B A U M W A L D B A U M B A
    B A U M B A U M B A U M B A U M B A U M
      B A U M B A U M B A U M B A U M B A
    B A U M B A U M B A U M B A U M B A U M
      B A U M B A U M B A U M W A L D B A
        B A U M B A U M B A U M B A U M
      B A U M W A L D B A U M B A U M B A
          B A U M B A U M B A U M B A
            B A U M B A U M B A U M
            B A U M B A U M B A
                    B A U M
                    B A U M
                    B A U M
                    B A U M
                    B A U M
                    B A U M
                    B A U M
                    B A U M
                B A U M B A U M
            B A U M W A L D B A U M
```

Vorangestellte Worte Seite 156

1 Wurzel, 2 Holz, 3 Blätter, 4 Wald, 5 Forst, 6 Laub, 7 Brenn, 8 Tannen, 9 Mai, 10 Futter, 11 Wald, 12 Reh, 13 Baum, 14 Ameisen, 15 Ur, 16 Kuckucks

Silbenrätsel Seite 157

1 Hirschkäfer, 2 Adlerhorst, 3 Trimmdichpfad, 4 Blindschleiche, 5 Kuckucksuhr, 6 Wurzelwerk, 7 Pfifferling, 8 Jägerstand, 9 Chlorophyll, 10 Forstwirtschaft

....

Wasser

Wasser von A-Z Seite 163

Abflussrohr, Aquarium, Auffangbecken – Bach, Badewanne, Brunnen – Dampfkochtopf, Dose, Duschwanne – Eimer, Einweckglas, Eierkocher – Fass, Flasche, Fluss – Gartenschlauch, Gießkanne, Graben – Hafenbecken, Heizkörper, Henkelbecher – Isolierkanne, Isar, Iller – Jade-Weser-Port, Joghurtbecher – Kanal, Kanister, Klo – Lebertranflasche, Leitung, Litermaß – Meer, Messbecher, Mündung – Nachttopf, Nierenschale – Oder, Ostsee, Ozean – Pappbecher, Pfütze, Planschbecken – Quelle – Reagenzglas, Regenrinne, Rohr – Schwimmbecken, Schüssel, See – Teich, Thermoskanne, Tümpel – Überlaufbecken, Untertasse, Urinflasche – Vase, Viehtränke, Vogelbad – Wärmflasche, Waschbecken, Wasserfall – Zisterne, Zufluss

Quiz rund ums Thema Wasser Seite 164

1c) etwa 127 Liter
2a) für Körperpflege (Duschen, Baden) und Toilette
3b) zu etwa 70 %, mit zunehmendem Alter etwas weniger

4c) 71 % der Erdoberfläche

5b) Der Gefrierpunkt von Wasser liegt bei 0° Celsius.

6a) Eine jährlich stattfindende Segelregatta, sie gehört zu den weltgrößten Segelsportereignissen.

7c) Duisburg

8b) Bodensee

9a) Zwischen Brunsbüttel an der Elbmündung und Kiel. Er verbindet Nord- und Ostsee. Er ist ca. 100 km lang und die meistbefahrene künstliche Wasserstraße weltweit.

10a) wasserbauliche Umgehung von Wehren oder anderen Hindernissen, die Fischen die Wanderung an sonst für sie nicht passierbaren Stellen ermöglicht

11c) kleine Insel vor der Küste, die bei Sturmflut überschwemmt werden kann

12a) Im Wasserturm wird aufbereitetes Wasser gespeichert, es gleicht Schwankungen im Verbrauch aus und hält den Wasserdruck in den Leitungen konstant.

13b) eine liturgische Handlung der katholischen Kirche in der Osternacht, bei der das Weihwasser gesegnet wird

14a) über die Menge der gelösten Stoffe im Wasser, die zu Kalkbildung führen

15c) Ebbe (abfließendes Wasser) und Flut (auflaufendes Wasser)

16b) Neptun (in der griechischen Mythologie heißt er Poseidon)

Redewendungen Seite 166

1. mit allen Wassern gewaschen sein

2. Mir steht das Wasser bis zum Hals.

3. jemandem das Wasser reichen können

4. hat nah am Wasser gebaut.

5. Der Plan ist ins Wasser gefallen.

6. Da fließt noch viel Wasser den Rhein hinunter.

7. da läuft mir das Wasser im Mund zusammen.

8. Rotz und Wasser heulen

9. als könne sie kein Wässerchen trüben.

10. Wasser auf meine Mühlen.

11. sich über Wasser halten

12. jemandem das Wasser abgraben

13. Blut und Wasser schwitzen.

14. kocht der auch nur mit Wasser.

15. Der macht mir den Mund wässrig.

16. Wasser in den Wein gießen

17. Das ist ein Sprung ins kalte Wasser.

18. Stille Wasser gründen/sind tief.

19. Das war ein Schlag ins Wasser.

20. der redet wie ein Wasserfall.

21. wie ein Fisch im Wasser.

22. Blut ist dicker als Wasser.

Buchstabentausch Seite 168

1 baden, 2 putzen, 3 kochen, 4 spritzen, 5 spülen, 6 schütten, 7 pumpen, 8 löschen, 9 sprühen, 10 tröpfeln, 11 tauchen, 12 trinken, 13 duschen, 14 schöpfen, 15 ausleeren, 16 einfüllen, 17 waschen, 18 verdünnen, 19 plantschen, 20 schrubben, 21 bewässern, 22 abtrocknen, 23 aufwischen, 24 einschenken

Buchstabenquadrat Wassersport Seite 169

```
A S D F G H N E H C U A T H U Z I K
S U R F E N A G N K O L P R T N R A
R R K A N U S P O R T U A R R A R J
U T R I E G U K S A I O S A U R T A
N I U R T E R I C T K P T L D G U K
K N K T U S O L H R L Ü E E E I K F
M E I N R O A P W O E N R R L W A
L T P I M R E N I V R A G T N A E H
R I Ö K S T H O M E T S N U S E R R
U E R O P U N P M Y A E O S E T T E
N R T L R A I L E E G T E V G U N N
I N E A I E D A N D W R Q U E N I T
P E G S N R T D R A B I E B L O K U
Ä L A N G E L N E A S D E S N R O N
S L R U E R T O L L E R U K S E P I
F E T N N I E L O K N E R T U A Ö K
U W Z O W A S S E R S K I A R T W P
R S U N I M E T K L Ü G U M A R T U
```

Kennen Sie die Melodie? Seite 170

1. Wasser ist zum Waschen da
2. Wir lieben die Stürme, die brausenden Wogen
3. Es klappert die Mühle am rauschenden Bach
4. Vom Wasser haben wir's gelernt (Das Wandern ist des Müllers Lust)
5. Wenn alle Brünnlein fließen
6. Alle meine Entlein schwimmen auf dem See
7. Jetzt fahr'n wir übern See
8. Am Brunnen vor dem Tore
9. Wir lagen vor Madagaskar

10. Wenn die bunten Fahnen weh'n
11. Winde weh'n, Schiffe geh'n
12. Hamburger Veermaster
13. Pack die Badehose ein
14. Wenn bei Capri die rote Sonne im Meer versinkt
15. Regentropfen, die an mein Fenster klopfen

Das merk ich mir! Tropfen Seite 172

1. eine sehr kleine Wassermenge
2. unten kugelförmig, nach oben spitz zulaufend
3. für kurze Zeit beim Ablösen von einem Gegenstand (z. B. Wasserhahn)
4. für Wasser, Tränen und Blut

Wasserfall Seite 173

Die Summe 9 ergibt sich zwölfmal.

8	5	(3)	7	6											
	3	2	5	7	8										
		(4)	3	5	3	(1)									
			2	(4)	6	7	3								
			(5)	2	(4)	4									
			6	4	3	(1)	6								
				7	(2)	6	5	3							
				5	6	4	(3)	8	7						
				3	4	1	2	4	(5)						
				2	1	5	(4)	7	(3)	4					
					6	7	8	3	(1)	6					
					(7)	1	6	5	7	4	5				
					(2)	3	(2)	2	(4)	7	(6)				
					1	4	3	8	2	4	2	7			
						6	1	5	2	8	(1)	1	6		
						2	7	(1)	2	3	4	(2)	1		
						(1)	4	5	(3)	7	8	4	7	5	
						7	3	8	(6)	1	2	(3)	5	3	8

Schätzfrage: Was schwimmt? Seite 174

Folgende Gegenstände aus der Liste schwimmen:

Blüte, Blatt, Haushalts-Gummiring, Korken, Papierschnipsel, Tannen-zapfen, Plastiklöffel, Bauklotz, Apfel, Teelicht, Filz, Pflaster, Tennisball, Bleistift, Plüschtier, Wollfaden, Federball, Legostein, Luftballon

Angehängte Worte Seite 175

1 See, 2 Regen, 3 Wasser, 4 Hafen, 5 Schiff, 6 Rohr, 7 Kanal, 8 Schwimmer, 9 Dichtung, 10 Schlauch, 11 Fluss, 12 Eimer, 13 Meer, 14 Boot, 15 Strom, 16 Fahrt, 17 Insel

Vorangestellte Worte Seite 176

1 Wasser, 2 Regen, 3 See, 4 Wasch, 5 Eis, 6 Dampf, 7 Schwimm, 8 Bach, 9 Segel, 10 Fluss, 11 Wasser, 12 Trink, 13 Rohr, 14 Taucher, 15 Brunnen, 16 Bade, 17 Meer

Silbenrätsel Seite 177

1 Kapitän, 2 Karaffe, 3 Wärmflasche, 4 Eisbrecher, 5 Wasserhahn, 6 Regatta, 7 Aquarium, 8 Abflussrohr

Kreuzworträtsel Wasser Seite 178

Waagrecht
1 Muendung, 2 Duenen, 3 Bikini, 4 Stroemung, 5 Schnorchel, 6 Seefahrt, 7 Kohlensaeure, 8 Wasserwaage, 9 sinken, 10 Faehre, 11 Klempner, 12 Kanal, 13 Nil, 14 Rhone, 15 Schleusen, 16 Werft, 17 Anker, 18 wehen, 19 Reederei, 20 Insel, 21 Regentonne, 22 Matrose, 23 Tide, 24 Fluesse, 25 Dampfer, 26 Boje, 27 Abfluss, 28 Rhein

Senkrecht
1 Milch, 2 Dampf, 3 Bach, 5 schluerfen, 7 Klaeranlage, 29 Netz, 30 Dichtung, 31 Schnee, 32 Dampf, 33 Tirol, 34 See, 35 Ruder, 36 Pumpe, 37 Meer, 38 Seele, 39 Wellengang, 40 Nordsee, 41 Piraten, 42 Boiler, 43 Eis, 44 Rinnsal, 45 Preis, 46 Hafen, 47 anheuern, 48 Teer, 49 Ozean, 50 Nixe, 51 Pfuetze

Brückenrätsel Seite 180

1 Tropfen, 2 Ufer, 3 Sturm, 4 Meer, 5 Wasser, 6 Frosch, 7 Forellen, 8 Würfel, 9 Mangel, 10 Fang, 11 Regen, 12 See, 13 Eis, 14 Kresse, 15 Tau, 16 Hafen, 17 Taucher

Alle neune! Seite 181

Abend, Anzug, baden, Band, bange, bauen, Bund, Daune, den, ganz, Gen, Nabe, neu, und, Zange, Zaun, Zug, Zunge

Das Wort mit allen neun Buchstaben lautet: BADEANZUG

Zusammengesetzte Worte Seite 181

Wasser -adern, -aufbereitung, -ball, -bett, -dampf, -eimer, -einlagerungen, -entkalker, -fall, -farben, -film, -filter, -flasche, -glas, -gehalt, -gymnastik, -hahn, -härte, -kocher, -läufer, -leitung, -mann, -mangel, -oberfläche, -pfeife, -pflanzen, -pumpe, -qualität, -rad, -rohr, -rohrbruch, -rutsche, -schlacht, -ski, -sport, -stoff, -temperatur, -tiefe, -tiere, -tonne, -turm, -uhr, -verbrauch, -versorgung, -waage, -werk, -zähler, -zeichen

See -bad, -bär, -fahrer, -fahrt, -fisch, -hafen, -hund, -igel, -klima, -mann, -pferdchen, -räuber, -rose, -stern, -tang, -teufel, -ufer, -ungeheuer, -zunge

Wortschatzübung Seite 181

abgestanden, (ab)perlend, aufgepeitscht, bewegt, blau, brackig, brausend, dampfend, durchsichtig, eisig, flach, flüssig, feucht, fließend, frisch, gefroren, glitzernd, grau, heiß, kalt, klar, kochend, lau, nass, plätschernd, prasselnd, prickelnd, rauschend, ruhig, schal, schäumend, schmutzig, siedend, still, strömend, tief, tosend, triefend, tropfend, unruhig, warm, verdampft, verdunstet

Buchstabenreihen Leben im Wasser Seite 182

Hai, Stör, Lachs, Krebs, Möwe, Otter, Reiher, Frosch, Wal, Qualle, Fisch, Aal, Hecht, Hering, Robbe, Ente, Schwan, Biber, Barbe, Butt, Scholle, Barsch

1. KERANMGIODLSOHEGDR**HAI**NFHEIMRGHVIEUHFGRUH
2. JETNSHDUGN**STÖR**KGMHJNDUENDHSAH**LACHS**NFHEUG
3. DKFUNGKJGUNALSPFUNGIKMD**KREBS**KFAGUFNAJNEH
4. EMORPLASDIFKÄKLAS**MÖWE**MDUNFGEUKLAT**OTTER**A
5. FRETG**REIHER**KFMNUGNIKLARFLING**FROSCH**NDU**WAL**I
6. GRETOPLÜT**QUALLE**UMRTAHERDUNFPÄRTUNDSALOM
7. BLÖRTOVURGADOLDNET**FISCH**MURNGUNDRISTANUDE
8. DUNGKILOSATREGUNADERINFKLOPÄTRAGUNDERASO
9. BERBRITUNG**AAL**KIMLER**HECHT**KINLOSUNIGPÖRTALE
10. KILMANISCHURELI**HERING**OGNILOSI**ROBBE**PROGNISTA
11. SELTIMDUNATER**ENTE**RINKGELINUMPFERGELANSERIT
12. RITZUKIMNETIZ**SCHWAN**TUSEHUBIRENTI**BIBER**EINTER
13. SRUTIMOLÄSTERMUNFGINGRUNSTA**BARBE**TARIBNUDG
14. BEREIKLONURTASREI**BUTT**NUMGERINDE**SCHOLLE**MUG
15. TRIKLOPÄSSOREIENUNGKOLSÜR**BARSCH**UNGIMKLODE

....

Tag und Nacht

Kinderreim finden Seite 187

Schlaf gut und gesund und kugelrund
bis morgen früh zur Kaffeestund.

1. e j d n g u n h **s c h l a f** g j i k t n a u n g o n f k i r
2. h a l n d k i g u e h n t k l o n a m **g u t** d n i k g u s

3. g n **u n d** v k i ü s a k m b l i r g t e r g o l p s t a n e
4. f n i k l a p o s n a m s i k **g e s u n d** i k p a s r t k a
5. a s u g e r t i d e r i f k u l **u n d** i r t a s i s e m t i k o l
6. g u k o l a s o **k u g e l r u n d** o r i s a t i d f e t r a s
7. h a n i k l o r u d i k e r i **b i s** k o l p r u i t k o l e f g
8. p r l e r i o t k a s g h i r e n o r p k **m o r g e n** h o k
9. g u o **f r ü h** u i m k o l p f h t u i e r s g u i h t o l p
10. k e r t a g u l i k o m p a r i n t **z u r** a l p o r f n b a
11. r e t **k a f f e e s t u n d** t i g b s d u l i k o p r b n u g

Quiz zu Tag und Nacht Seite 188

1c) durch die Rotation der Erde um sich selbst

2b) acht Lichtminuten, das entspricht ca. 150 Millionen Kilometer; (c) eine Lichtsekunde beträgt der Abstand des Mondes zur Erde.

3b) fast einen Monat, nämlich 27,3 Tage

4a) Zeit der Dämmerung

5b) Die Schleiereule fliegt auf Grund ihres speziellen Gefieders nahezu geräuschlos, sie orientiert sich nachts nicht mittels Ultraschallwellen, sondern optisch und akustisch, ihr Federklein ist nicht bunt, sondern hell.

6b) Der Siebenschläfer ist ein nachtaktives Nagetier, er hält acht Monate lang Winterschlaf und ist deutlich kleiner als ein Eichhörnchen.

7a) Schlafapnoe bezeichnen nächtliche Atemstillstände.

8c) Alptraum

9b) Bei einer Sonnenfinsternis steht der Mond genau zwischen Erde und Sonne.

10c) Nachtkerzenöl wird in der Naturheilkunde bei Neurodermitis angewendet.

11b) Kartoffel und Tollkirsche gehören zu den Nachtschattengewächsen.

12c) Die Königin der Nacht gehört zu Mozarts Oper »Die Zauberflöte«.

13a) »Erlkönig«

14a) Julia in »Romeo und Julia«

15c) Matthias Claudius

Sprichwörter und Redewendungen Seite 190

1. Morgenstund hat Gold im Mund.
2. Am Abend wird der Faule fleißig.
3. Der frühe Vogel fängt den Wurm.
4. Bei Nacht sind alle Katzen grau.
5. Wer aus Liebe heiratet, hat gute Nächte und üble Tage.
6. Eine Stunde Schlaf vor Mitternacht ist besser als zwei danach.
7. Ein guter Tag fängt morgens an.
8. Man soll den Tag nicht vor dem Abend loben.
9. Ein reines Gewissen ist ein sanftes Ruhekissen.
10. Im Dunkeln ist gut munkeln.
11. Je später der Abend, desto schöner die Gäste.
12. Niemand kann dir verbieten, über Nacht klüger zu werden.
13. Schlaf ist die beste Medizin.

Gegenteile und Kontraste Seite 191

1 hell, 2 spät, 3 bewölkt, 4 hellblau/himmelblau, 5 Tag, 6 Abend, 7 Mittag, 8 Mond, 9 Sonnenuntergang, 10 Dunkelheit, 11 gleißendes Licht, 12 Wachzustand, 13 Morgenmuffel/Nachtschwärmer, 14 Anstrengung, 15 aufwachen, 16 ausruhen/faulenzen

Buchstabentausch Seite 192

1 Bett, 2 Licht, 3 Nacht, 4 Traum, 5 Sonne, 6 Lampe, 7 Wecker, 8 Kissen, 9 Mond, 10 Schlaf, 11 Zudecke, 12 Schlaflied, 13 Tagesschau,

14 Frühstück, 15 Feierabend, 16 Gespenst, 17 Dämmerung, 18 Dunkelheit, 19 Wärmflasche, 20 Nachthemd, 21 Sandmännchen, 22 Morgenmuffel

Buchstabenquadrat nachtaktive Tiere Seite 193

```
R  U  N  I  L  G  M  R  U  W  R  H  O  G  N  R
E  G  Ä  E  T  T  A  R  E  T  A  S  B  I  E  Ü
T  I  Z  L  H  K  A  T  Z  E  U  R  E  L  H  T
G  Q  A  U  G  C  M  U  S  A  M  U  L  R  C  H
Ö  U  R  E  U  R  M  K  M  E  M  A  U  S  H  C
L  Ä  T  R  N  T  E  R  S  C  H  E  E  C  C  B
K  I  G  E  L  Ä  E  A  Ü  L  U  E  R  H  S  Ö
E  F  U  I  Ü  D  F  S  T  W  E  T  H  N  I  L
S  G  N  E  E  R  N  R  A  H  B  O  Ö  F  K  K
E  U  M  L  S  T  O  E  S  L  A  Ü  D  Z  R  E
R  K  F  H  D  G  S  H  T  D  S  G  L  I  E  R
F  Ü  R  C  F  B  C  U  Ü  K  U  L  A  G  B  D
A  U  N  S  U  A  H  L  K  A  T  H  W  A  L  U
S  L  C  A  D  S  A  N  H  U  R  I  S  R  I  N
D  U  S  H  Ü  T  R  E  O  Z  P  Ö  R  L  S  I
U  B  A  T  S  C  H  R  Ä  B  H  C  S  A  W  E
```

Vorangestellte Worte Seite 194

1 Morgen, 2 Nacht, 3 Sonnen, 4 Früh, 5 Abend, 6 Tages, 7 Mittags, 8 Spät, 9 Ruhe, 10 Himmels, 11 Schlaf, 12 Glüh, 13 Mond, 14 Bett, 15 Stern, 16 Traum, 17 Weck, 18 Dunkel

Sonne, Mond und Sterne Seite 195

3 Sonnen, 6 Monde, 14 Sterne

Aussagen zum Merkbild Tag und Nacht Seite 198

1 ja, 2 nein, der Mond ist nicht vollständig erkennbar, er scheint hinter Wolken hervor, 3 nein, es sind nur kahle Laubbäume zu sehen, 4 ja, 5 ja, 6 nein, alle Fenster sind dunkel, 7 ja, 8 ja, 9 nein, es sind weder Menschen noch Tiere zu sehen

Weißt du, wie viel Sternlein stehen? Seite 199

246 8-mal 7492603284**246**79339019243756373 9**246**97759892437
3947563848529724367**246**543837**246**46474728294824
284636**246**3577834782427362524354747324 78937462
8275236483746526638**246**7838576546846**246**2447763
762799462709**246**79027424767620967324 2847563724

3956 6-mal 7493929384759892838**3956**43585868346 73656129338
4756393589**3956**374475934628475659367 2359695739
5935864738384753**3956**122937475463**3956**43936585234
486737475985723856364747573**3956**328492567394384
24572469**3956**14453906974676496276962 7717469696

84575 7-mal 843944757**84575**321758374895735737**84575**321758574
5768457442736454545358**4575**321476746 3688584563
1635243 9**84575**3214647567564636375845848 5785672
47738576849587234658375648584458 6**84575**3214876
24837**84575**321485736583848756537286747 8**84575**321

Silbenrätsel Seite 200

1 Dämmerung, 2 Nachtschicht, 3 Astronomie, 4 Sommersonnenwende, 5 Finsternis, 6 Traumdeutung, 7 Schlummertrunk, 8 Murmeltier

Alle neune! Seite 201

alt, Alster, Alter, altern, Anker, Art, Arten, Ast, Eklat, Erna, ernst, erst, kalt, Kante, Karl, Karre, Karsten, Karten, Kasten, Kater, Kern, klar, Kran, Laken, Last, Laster, Narr, Nase, Nest, Ranke, Rat, raten, Rasen, Rast, Raster, Rest, Star, stark, starr, Stern, Tal, Tank, Tanker, Tran

Das Wort mit allen neun Buchstaben lautet STERNKLAR

Zusammengesetzte Worte Seite 201

Nacht -aktiv, -essen, -fahrt, -falter, -hemd, -igall, -kerzenöl, -licht, -ruhe, -schattengewächs, -schicht, -schrank, -schwärmer, -tisch, -wache, -wächter, -zug

Mond -aufgang, -fahrt, -finsternis, -gesicht, -kalender, -krater, -landung, -licht, -nacht, -phasen, -schein, -scheinsonate, -sichel, -stein, -süchtig, -untergang, -zyklus

Schlaf -anzug, -couch, -enszeit, -entzug, -labor, -lied, -los, -maske, -mittel, -musik, -rhythmus, -störung, -tablette, -wagen, -zimmer

Wortschatzübung Seite 201

bleiern, erholsam, erquickend, fest, gestört, gesund, himmlisch, komatös, lang, leicht, oberflächlich, ruhig, sanft, tief, traumlos, traumreich, unruhig, ungestört, wie ein Stein

Brückenrätsel Seite 202

1 Nacht, 2 Traum, 3 Stück, 4 Schein, 5 Zug, 6 Anzug, 7 Schloss, 8 Kammer, 9 Bett, 10 Lied, 11 Himmel, 12 Morgen, 13 Schirm, 14 Kissen, 15 Wäsche

Schäfchen zählen Seite 203

14 Schafe

1. shangungkeschalgkeaschtafaschtajngunscaftjschabu**schaf**ur
2. asta**schaf**u**schaf**tlafaschaushtplascatgkuschaplashrunschatua
3. chafshatulashtunoschaltumkopshaftolaschasahcatfulosafoch
4. dhnschtafasholaschotlaschalschftalschatoscahfshchatafoltaf
5. scholafshachfal**schaf**olschoflascholaschfascho**schaf**olashcfa
6. lafschlatoshachafaschofalotachasha**schaf**sachalofscahfachol
7. achasha**schaf**sachalofscahfachotlaschalschftalschataschfach
8. chufa**schaf**tlafaschaflascholaschfascho**schaf**ushtplascatshcf
9. chftalschatoscahfshchafchufa**schaf**tlafaschaushtplascatschu
10. balshafuchachschofakopshaftolaschasahcatfulosafochschtaf
11. sholaschschlafoshachafaschofalotachasha**schaf**sachalofscah
12. fachufa**schaf**tlafa**schaf**lascholaschfascho**schaf**ushtplascatsht
13. faschaushtplascatgkuschaplashrunschahaftolaschasahcatfulo
14. saschufa**schaf**tlafaschaushtplascatgkuschaplashhschofakops

ISBN 978-3-8288-3653-2

9 783828 836532

www.tectum-verlag.de